ÉLIXIR

ANTI-SCORBUTIQUE,

POUR ENTRETENIR

LES DENTS ET LES GENCIVES DANS L'ÉTAT LE PLUS SAIN,

Et pour guérir les affections dont elles sont susceptibles;

Approuvé par diverses Sociétés de Médecine;

COMPOSÉ

PAR AUDIBRAN,

CHIRURGIEN-DENTISTE,

Breveté du Roi, Membre de la Société de Médecine;

SUIVI

DE QUELQUES RÉFLEXIONS

SUR LES DENTS ARTIFICIELLES INCORRUPTIBLES, APPROUVÉES PAR LA SOCIÉTÉ
DE MÉDECINE ET PAR PLUSIEURS SOCIÉTÉS SAVANTES, ETC.

PARIS,

CHEZ L'AUTEUR, RUE DE VALOIS, N° 2,
près la place du Palais-Royal.

1824.

ELIXIR

ANTI-SCORBUTIQUE

Pour entretenir les Dents et les Gencives dans l'état le plus sain, et pour guérir les affections dont elles sont susceptibles, approuvé par diverses Sociétés de Médecine,

COMPOSÉ

PAR AUDIBRAN,

CHIRURGIEN-DENTISTE,

BREVETÉ DU ROI, MEMBRE DE LA SOCIÉTÉ DE MÉDECINE,

RUE DE VALOIS, N° 2,

Au coin de la place du Palais-Royal, à Paris.

LES dents sont des organes dont tout le monde connaît l'importance et la nécessité ; leur propreté, leur blancheur, leur solidité et la fraîcheur des gencives, apanage de la jeunesse, annoncent toujours un bon estomac et dénotent une brillante santé.

Sans les dents, point de digestion qui ne soit imparfaite et pénible, et point de prononciation qui ne soit vicieuse. L'air n'est plus modifié, la salive n'est plus retenue, les joues perdent leur contour, le menton se sillonne, la figure se ride ; bientôt tous les traits se décomposent, et souvent, quoique jeune, on paraît être vieux.

L'existence et les services des organes précieux de la mastication dépendent essentiellement des soins qu'on apporte pour les conserver et les préserver des maladies plus ou moins graves, mais toujours si douloureuses et si inquiétantes auxquelles ils sont sujets. Convaincu de cette vérité, le public s'est toujours empressé d'accueillir avec avidité tous les médicamens qui lui étaient offerts pour atteindre à ce but; mais ces prétendus spécifiques, prônés par le charlatanisme, sont loin de justifier les éloges outrés qu'on leur prodigue; le plus grand nombre, au contraire, composés par des hommes avides et totalement étrangers à l'art du dentiste, altèrent toujours plus ou moins les dents et leur causent des maladies souvent très-graves, parce qu'ils contiennent des substances essentiellement nuisibles, notamment des acides qui tous exaltent considérablement la sensibilité des dents, de sorte que le moindre contact les rend très-douloureuses; bientôt l'émail perd son brillant, se ramollit, s'amincit, les dents se carient, les gencives se rétractent; de là résultent l'ébranlement et souvent la perte totale des dents.

Il serait facile de signaler ici tous ces dentifrices dangereux plus ou moins en vogue. Pour prévenir contre leurs effets nuisibles, il suffira de faire observer qu'on ne doit employer que ceux dont la formule est connue et approuvée par les maîtres de l'art. Celui qui a fait une étude particulière des maladies des dents, de leur structure anatomique, etc., paraît être seul apte à fournir les moyens de les conserver. Une étude approfondie de tout ce qui a rapport à l'art que je professe, et plus encore le désir de me rendre utile, m'a fait composer depuis long-temps un Élixir pour la bouche, qui contient les substances que j'ai reconnu avoir les propriétés, non-seulement d'entretenir les dents et les gencives dans l'état le plus sain, mais encore de guérir les diverses affections qui les attaquent si souvent.

Le quinquina, le raifort, le cochléaria, la pyrèthre, le ratanhia, le gayac et la menthe, etc., etc., en forment la base; et, par une préparation bien entendue, j'obtiens une liqueur à laquelle j'ai donné le nom d'anti-scorbutique; ses heureux résultats sont constatés par de nombreuses expériences. Pour être personnellement convaincu de ses avantages, il suffira d'en faire l'essai. Cet Élixir parfume et rafraîchit la bouche, donne à l'émail des dents une blancheur remarquable, raffermit celles qui sont ébranlées, dégorge les gencives, et tarit les suppurations dont elles sont si souvent affectées; mais il est précieux pour prévenir les inflammations, détruire les hémorrhagies et les exhalations sanguines si ordinaires aux gencives des femmes à une certaine époque.

Il est surtout souverain pour prévenir la carie des dents et pour en arrêter les progrès; en un mot, il n'est aucune affection de la bouche qu'il ne guérisse.

L'usage journalier de cet Élixir maintient la propreté et la blancheur des dents, rend les lèvres et les gencives plus fraîches, plus vermeilles, et l'haleine plus suave. En un mot, il préserve les dents de la carie et les gencives de toutes les affections auxquelles elles sont sujettes.

Manière de se servir de l'Élixir anti-scorbutique.

Si les dents sont chargées de tartre, il faut préalablement le faire enlever par le dentiste, parce que cet enduit destructeur s'opposerait à l'efficacité du remède, et les personnes chez lesquelles il se reproduit en abondance, doivent joindre à l'usage de l'Élixir celui d'un dentifrice en poudre connu sous le nom d'Ami des Dents (1), qu'on trouve égale-

---

(1) Cette poudre ne contient aucun acide :
Elle se compose de roses, de bol d'Arménie, de pyrèthre, de sul-

ment chez moi, dont l'usage, combiné avec celui de l'Élixir, contribue à maintenir la bouche dans un état de santé parfaite.

Pour se servir de l'Élixir anti-scorbutique, on en met six à huit gouttes dans un verre d'eau ; on y trempe la brosse, et l'on en frotte les dents et les gencives ; ensuite on s'en rince fortement la bouche, afin d'entraîner le limon détaché par l'action de la brosse, et d'augmenter la sécrétion de l'humeur buccale : c'est ainsi qu'on procure à la bouche une fraîcheur et une vivacité des plus agréables.

S'il y a des dents cariées, il faudra nettoyer et panser les cavités avec des tampons de coton imbibés dans l'Élixir, dont l'application arrête les progrès de la carie, prévient les douleurs qu'elle ne manque pas de causer tôt ou tard ; et si elles se font déjà sentir, elle les dissipera, et souvent à l'instant. Mais si les douleurs de dents sont accompagnées d'inflammation des gencives, il faut joindre à l'usage de l'Élixir celui d'un gargarisme émollient fait avec la racine de guimauve et la tête de pavot. Dans toutes espèces d'affections de la bouche, il convient d'user de l'Élixir anti-scorbutique le matin et le soir, jusqu'à parfaite guérison.

Il y a des flacons de 3 et 6 francs.

Nota. Les dames sont prévenues que cet Elixir s'emploie aussi avec le plus grand succès à toute espèce de toilette.

A Paris, il y a un dépôt chez madame Lafolie, rue Saint-Antoine, n° 104.

---

fate de quinine et de carmin : son usage donne à l'émail des dents une blancheur éclatante, aux gencives et aux lèvres une couleur vermeille.

DENTS

ARTIFICIELLES-INCORRUPTIBLES,

Admises à l'Exposition du Louvre,

INVENTÉES

PAR AUDIBRAN,

CHIRURGIEN-DENTISTE BREVETÉ DU ROI,
Membre de la Société de Médecine,

Rue de Valois, n° 2 (ci-devant du Lycée),
près la place du Palais-Royal,

Et approuvées par l'Académie de Médecine, par la Société de Médecine, et les Sociétés Médicale d'Émulation et de Médecine-pratique, par le Cercle Médical, l'Athénée des Arts, et autres Sociétés savantes, etc., etc.

Prospectus.

Si des Dents bien ordonnées, d'une blancheur éclatante, et ornées de gencives fermes et vermeilles, sont l'un des attributs les plus remarquables de la beauté, il faut convenir que rien ne dégrade plus une bouche que la perte de quelques Dents, car alors les fonctions importantes de la prononciation et de la mastication se trouvent complétement altérées.

Lorsqu'on a eu le malheur de perdre quelques organes d'une si grande utilité, il est naturel qu'on ait cherché à les remplacer par des équivalens. Cette opération a donc dû être une des premières et des plus importantes de l'art du Dentiste : porter remède aux imperfections de la nature, et réparer les pertes occasionées par le temps ou par accident, c'est en effet ce que l'industrie humaine peut opérer de plus désirable. Dans cette vue, on a employé, dès le principe, les ossemens de divers animaux, les Dents humaines, l'ivoire et l'hippopotame ; mais toutes ces substances mortes étant putrescibles de leur nature, on ne tarda pas à s'apercevoir que les couleurs s'en altéraient, qu'elles se corrompaient dans la bouche, et y exhalaient bientôt une odeur fétide et très-préjudiciable à la santé.

Ces inconvéniens graves, joints à la répugnance que chacun doit avoir à porter dans sa bouche des Dents arrachées aux cadavres de sujets souvent malsains, firent sentir dans tous les temps la nécessité d'employer, pour remplacer les Dents, une matière qui fût inaccessible à l'influence corrosive de la salive, à l'action délétère des divers sucs buccaux, et enfin inaltérable, quelle que fût la durée de son séjour dans la bouche. Fauchard, célèbre Dentiste du règne de Louis XV, fut celui qui, le premier, essaya de confectionner des Dents artificielles avec des substances minérales seules capables de résister à la corruption, et ce sont les écrits de ce savant professeur en odontotechnie qui, plus tard, fixèrent l'attention des Dentistes sur cet objet.

Mais, il faut en convenir, si, à force d'essais, quelques praticiens sont parvenus à faire des Dents incorruptibles plus ou moins imparfaites, presque tous ont jugé convenable d'exploiter cette invention dans l'ombre du mystère, afin d'en dérober la connaissance à leurs confrères ; et plus encore pour pouvoir rendre le public tributaire de leur cupidité, entravant ainsi l'art dans une de ses parties susceptible de rendre à l'humanité les plus grands services.

Un traité spécial sur la prothèse dentaire incorruptible manquait *essentiellement*, et il était vivement désiré par tous les véritables amis des sciences et des arts ; mais pour parvenir à remplir convenablement cette lacune si importante et si préjudiciable, j'ai dû faire des expériences multipliées afin de porter, avant tout, la fabrication des Dents artificielles incorruptibles à un haut degré de perfection ; et ce n'est qu'après avoir atteint à ce but, que j'ai consigné mes procédés dans un Ouvrage que la Société de Médecine a honoré de son approbation, et qui a été accueilli favorablement par l'Académie de Médecine, la Société Médicale d'Émulation, le Cercle médical, la Société de Médecine-pratique qui m'a admis dans son sein en preuve de sa satisfaction, et par l'Athénée des Arts, etc., etc.

Tous les Journaux de Médecine, ainsi que toutes les feuilles publiques, l'ont annoncé avec éloge ; en un mot, les Médecins les plus célèbres ont tous reconnu l'utilité d'un Ouvrage qui met chacun à portée de connaître les matières qui entrent dans la composition des Dents incorruptibles, et de juger qu'elles ne sont nullement nuisibles.

C'est donc uniquement dans l'intérêt public, et pour remplir la tâche que m'impose le principe énoncé dans l'épigraphe de mon Ouvrage : *L'empirique fait de tout un secret, au lieu que l'artiste donne de la publicité aux inventions utiles*, que je dois y donner la plus grande publicité, afin que les personnes qui font usage de Dents artificielles puissent désormais, si elles le désirent, n'en porter que d'incorruptibles; ce qui leur deviendra d'autant plus facile que le mode de fabrication sera généralement connu; mais il est juste de faire remarquer que je suis le premier qui soit parvenu à faire des Dents incorruptibles, imitant beaucoup mieux la nature que toutes celles fabriquées avant moi. Je suis également le premier qui soit parvenu à les monter, et à les poser avec une telle perfection, qu'elles servent nonseulement à donner au visage un air gracieux, une physionomie heureuse, à la voix un son agréable, une articulation aisée et distincte, mais encore à exécuter parfaitement la mastication. Il sera facile à toutes les personnes qui le désireront de juger de la beauté et de la bonté de mes ouvrages en venant examiner, chez moi, les Dents artificielles que je fabrique; je les leur soumettrai avec d'autant plus de plaisir, que la perfection dans la pratique dépendant essentiellement de l'habitude, je désire qu'on ne juge de la bonté de mes formules que d'après les pièces sorties de mon laboratoire.

Je m'estimerai très-heureux si les efforts que j'ai faits

pour perfectionner et pour propager une invention aussi avantageuse, peuvent être accueillis du public aussi favorablement qu'ils l'ont été par les diverses Sociétés savantes.

———

Paris, ce 29 mai 1821.

Le Secrétaire-général de la Société de Médecine de Paris, à M. AUDIBRAN, *Chirurgien-Dentiste, à Paris.*

MONSIEUR,

La Société de Médecine avait chargé une commission de l'examen du *Traité historique et pratique sur les Dents artificielles incorruptibles, contenant les procédés de fabrication et d'application,* que vous lui avez présenté. Cette commission, composée de MM. Dubois-Foucou, Grand-Champ, Pelletier et Duval, a fait son rapport dans la séance du 15 de ce mois.

La compagnie, Monsieur, a vu avec bien de l'intérêt les efforts que vous aviez tentés jusqu'ici pour agrandir le champ de la prothèse dentaire ; et, en applaudissant aux résultats très-satisfaisans que vous avez obtenus, elle a loué la résolution que vous aviez prise de publier les procédés de fabrication des Dents artificielles.

J'ai fait faire une copie certifiée du rapport, afin que vous puissiez en disposer.

Quant aux épreuves des Dents incorruptibles, elles sont déposées aux archives : toutefois, s'il vous était agréable de reprendre ces pièces, je les tiendrais à votre disposition.

Je suis bien flatté, Monsieur, d'avoir à vous exprimer la bonne opinion que la Société a conçue de votre travail ; trouvez bon, je vous prie, que je joigne à ce suffrage l'expression des sentimens d'estime avec lesquels

J'ai l'honneur d'être,

Votre très-humble,

NACQUART.

Société de Médecine de Paris, séant à l'Hôtel du Département. Séance du 15 *mai* 1821. *Présidence de* M. MARC.

La Société nous a chargés, MM. Dubois-Foucou, Grand-Champ, Pelletier et moi, de lui rendre compte d'un manuscrit de M. Audibran, Dentiste breveté du Roi, ayant pour titre : *Traité historique et pratique sur les Dents artificielles incorruptibles, contenant les procédés de fabrication et d'application.*

Le travail de M. Audibran se divise en cinq sections. Dans la première, il s'arrête à quelques détails sur l'origine et les progrès de l'art du Dentiste. Dans la seconde, il expose les divers moyens dont on s'est servi pour remplacer les Dents qu'on a perdues, ce qui le conduit naturellement à parler des Dents de porcelaine, et de *Fauchard*, le créateur de la chirurgie-dentaire. La troisième section est entièrement consacrée à la publicité des divers procédés que l'auteur a mis en usage pour la fabrication des

Dents incorruptibles et les moyens dont il s'est servi, non-seulement pour donner à ces Dents la forme des Dents naturelles, mais aussi pour leur faire prendre les divers degrés de couleur. La quatrième section a pour objet quelques dispositions qui concernent l'application des Dents artificielles : on y voit l'auteur, plein de zèle pour son art, développer tout ce qui peut le rendre utile à la société. Enfin, dans la cinquième et dernière section de son ouvrage, M. Audibran comprend la manière de monter une Dent artificielle soit à tenon, soit à cuvette simple ou compliquée ; il y traite aussi des dentiers faits d'une seule pièce ; et dans tous les détails auxquels il se livre, on reconnaît l'homme zélé pour la science qu'il professe, et qui veut répandre les connaissances et non se ménager des recettes et des secrets.

Considéré comme le résultat des expériences et de l'observation d'un praticien distingué, ce Traité sera très-utile aux Dentistes, et sans doute ils ne pourront balancer d'y avoir confiance, surtout quand ils sauront qu'après avoir émis une opinion contre l'usage des Dents incorruptibles dont on exagérait les avantages sur toute autre espèce de Dents artificielles, M. Audibran a pendant long-temps composé et fabriqué cette espèce de Dents, et qu'il avoue même avoir eu l'avantage d'en faire l'application avec succès.

Nous estimons donc que, sans rien préjuger sur les compositions des Dents incorruptibles dont M. Audibran a donné les formules, la Société doit accueillir favorablement l'ouvrage dont il lui a présenté le manuscrit, comme un témoignage d'encouragement pour le perfectionnement de la prothèse dentaire.

A Paris, ce 15 mai 1821.

Signé Dubois-Foucou, Pelletier,

Grand-Champ et Duval.

Extrait du procès-verbal de la séance du 15 mai 1821.

La Société de Médecine, après avoir entendu la lecture du rapport ci-dessus, en approuve les conclusions.

Le Secrétaire-général,

NACQUART.

DE L'IMPRIMERIE DE CARPENTIER-MÉRICOURT,
Rue de Grenelle-St.-Honoré, n. 59.

AVIS.

Les flacons de l'*Élixir anti-scorbutique* D'AUDIBRAN, Chirurgien-Dentiste, sont tous gravés en son nom, cachetés en cire rouge, et de plus, ils sont revêtus de son chiffre en toutes lettres.